CARLISA SILVER

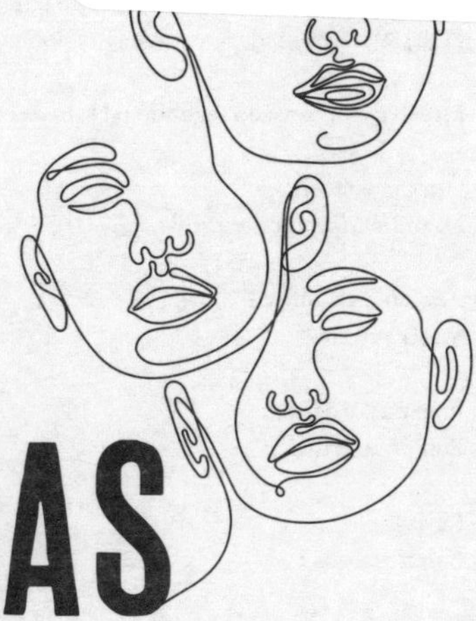

AS VÁRIAS FACES DA DEPRESSÃO

Um guia para encontrar o melhor tratamento e a cura possível

jandaíra

Este livro foi revisado segundo o Novo Acordo Ortográfico da Língua Portuguesa.

Direção editorial
Lizandra Magon de Almeida

Assistência editorial
Maria Ferreira

Preparação de texto
Equipe Jandaíra

Revisão
Karen Nakaoka

Projeto gráfico e diagramação
Debs Bianchi

Dados Internacionais de Catalogação na Publicação (CIP) (Câmara Brasileira do Livro, SP, Brasil)

Silver, Carlisa

As várias faces da depressão : um guia para encontrar o melhor tratamento e a cura possível / Carlisa Silver. -- 1. ed. -- São Paulo : Editora Jandaíra, 2024.

ISBN 978-65-5094-051-5

1. Depressão mental 2. Depressão - Aspectos psicológicos
3. Depressão - Diagnóstico 4. Depressão - Tratamento I. Título.

24-206829 CDD-158.1

Índices para catálogo sistemático:

1. Depressão : Autoajuda : Psicologia aplicada 158.1

Aline Graziele Benitez - Bibliotecária - CRB-1/3129

jandaíra

Rua Vergueiro, 2087 cj. 306 • 04101-000 • São Paulo, SP
11 3062-7909
editorajandaira.com.br
Editora Jandaíra
@editorajandaira

DEDICATÓRIA

Aos meus pacientes, meus eternos professores:
Este livro nasce da profunda gratidão que sinto por ter cuidado de cada um de vocês. Vocês me confiaram sua saúde mental, me permitiram aprender com suas histórias e me ensinaram lições valiosas sobre a força do ser humano.
Ser psiquiatra me ensinou que a escuta atenta, o acolhimento e a compaixão são ferramentas poderosas na jornada de cura. Cada paciente me trouxe um aprendizado único, me mostrando a diversidade de faces da depressão e a importância de uma abordagem individualizada e humanizada.

À Leona, meu norte e inspiração:
A maternidade me transformou de maneiras que jamais imaginei. Leona, minha filha amada, é a maior bênção da minha vida e a fonte das reflexões mais profundas que já experimentei.
Ser mãe me ensinou sobre o amor incondicional, a paciência, a resiliência e a capacidade de me reinventar. Leona me inspira a ser uma pessoa melhor, a buscar sempre o crescimento e a nunca parar de evoluir.
Ela me mostrou que a força e a alegria podem existir mesmo nos momentos mais difíceis, e que o amor verdadeiro é capaz de superar qualquer obstáculo.

Ao meu marido, meu porto seguro:
Obrigada por seu amor incondicional, apoio e por me incentivar em todos meus projetos. Este livro não seria possível sem você ao meu lado.

Aos meus pais, minhas raízes:
Agradeço por toda a formação que me deram e pelos valores que me transmitiram. Vocês me ensinaram a importância da perseverança, da compaixão e da força de vontade. Este livro é um reflexo do que vocês me ensinaram.

Com amor, gratidão e profunda admiração por todos vocês.

SUMÁRIO

APRESENTAÇÃO

No complexo mundo da mente humana, o conhecimento assume o papel de bússola, guiando-nos por mares muitas vezes turbulentos — como os mares da depressão — e ilumina o caminho para um novo estado da mente. Mais do que um mero acúmulo de informações, o conhecimento é a força motriz que impulsiona o progresso individual e coletivo — e pode também levar uma pessoa com depressão à cura.

Durante minha jornada de aprendizado, em mais de vinte anos convivendo com a depressão e em mais de dez atuando como psiquiatra, percebi que ter conhecimento sobre o próprio cérebro e sobre a depressão é crucial no combate à doença. Assim, diante da necessidade de compartilhar o que aprendi com meus pacientes, decidi escrever este livro.

O objetivo aqui é apresentar, da forma mais fácil e sincera possível, todas as informações que considero vitais para entender o que acontece no cérebro quando se está deprimido. Assim, você poderá entender como contribuir para seu próprio tratamento, adotando ações que vão além de apenas tomar medicamentos. Conhecendo melhor seu corpo e sua mente, você será capaz de promover uma saúde mental que transcenda a melhoria dos sintomas depressivos.

Esforcei-me para que este livro fosse leve, tanto em termos de compreensão quanto no número de páginas. No entanto, ele é recheado de informações que considero muito valiosas e que podem auxiliar seu entendimento sobre a depressão e como superá-la.

A leitura deste livro pode ser dinâmica: comece pelo capítulo cuja história mais se assemelha à sua, se quiser. No entanto, não deixe de ler todos eles, pois cada um contém informações fundamentais para sua recuperação e para o conhecimento dos muitos fatores que provocam e influem na depressão.

Em tempo, as histórias aqui expostas são baseadas nos muitos relatos de pacientes que acompanhei e nas minhas vivências enquanto psiquiatra. Em respeito aos princípios éticos que regem o exercício da medicina, nenhuma delas corresponde ao relato do paciente A ou B. Elas são, na realidade, apanhados de aspectos que julguei relevantes ao longo de minha trajetória profissional.

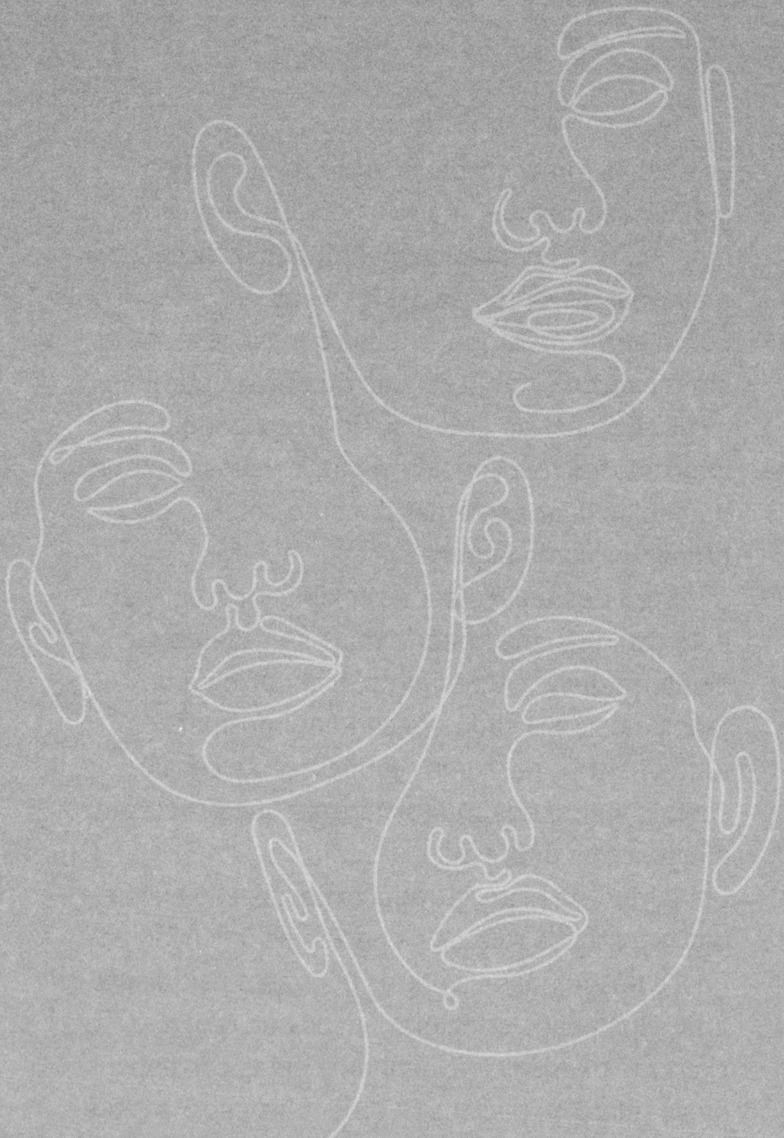

Capítulo 1

VÍTOR, O PERFECCIONISTA SOBRECARREGADO

Vítor, 29 anos, é médico e formou-se há cerca de quatro anos. É casado e mora com a esposa, que também é médica. Ele sempre se mostrou entusiasmado e cheio de energia, sendo bastante popular na universidade. Sua única questão era ser bastante perfeccionista, o que ocasionalmente lhe causava estresse. Vítor trabalha no centro de saúde municipal, carregando uma expressiva responsabilidade. Dedica-se intensamente e impõe a si mesmo elevados padrões para prover cuidado de qualidade aos pacientes do centro de saúde, que são muitos.

Tudo ia bem até que, há aproximadamente um ano, ele começou a sentir um cansaço extremo e constante, esgotando-se facilmente com as menores tarefas. Por isso, interrompeu sua rotina de exercícios físicos, acreditando que precisava de mais descanso. Contudo, mesmo após dormir 12 horas consecutivas, ainda despertava sem energia no dia seguinte.

Independentemente de quanto tempo descansava, mesmo se tirasse férias e dedicasse todo o tempo ao sono, ele ainda se sentia exausto. Já não encontrava mais prazer nas atividades que antes adorava, e por isso foi gradativamente cessando todas elas. Ele deixou de se encontrar com os amigos, interrompeu as aulas de jiu-jitsu que tanto apreciava e até parou de acompanhar os jogos de seu time de futebol.

Sua esposa frequentemente expressava preocupação, pois o percebia muito deprimido. Entretanto, Vítor nunca foi uma pessoa de chorar e não se sentia extremamente triste. Por isso, estava convencido de que o problema não era depressão.

Ele começou a enfrentar crises de ansiedade no posto de saúde e, ocasionalmente, se irritava com trivialidades. Em um dia infeliz, acabou agindo de maneira rude com uma paciente. Quando isso ocorreu, Vítor ficou extremamente preocupado, já que era reconhecido por sua atenção e dedicação aos pacientes.

O médico chegou em casa e compartilhou com sua esposa os eventos do dia. Ela respondeu:

— Vítor, há meses que noto seu estresse e a maneira áspera como tem me tratado. Já lhe disse que você não está bem.

Nesse momento ele decidiu: "estou muito ansioso, vou tomar um calmante". O remédio ajudou a controlar a ansiedade, mas, no fundo, Vítor sabia que não estava 100% bem. Até que um dia resolveu se consultar com um psiquiatra.

Ele tinha certeza de que seria diagnosticado com ansiedade e que não tinha acertado o remédio por não ser especialista. Mas, para sua surpresa, foi diagnosticado com depressão com sintomas ansiosos.

Ele então começou o tratamento e, após alguns ajustes que duraram quase dois meses, voltou a ser a pessoa animada e bem-disposta que sempre tinha sido.

Depois da melhora, dizia:

— Meu Deus, eu estava tão deprimido e não percebi. Agora eu me lembrei de como eu sou de verdade, agora sei como sou sem estar doente.

Na vida, em geral temos dificuldade de nos ver objetivamente. Por isso, carregamos nossas dores sem refletir sobre suas origens.

Pensamentos, muitas vezes errôneos, povoam nossa mente:

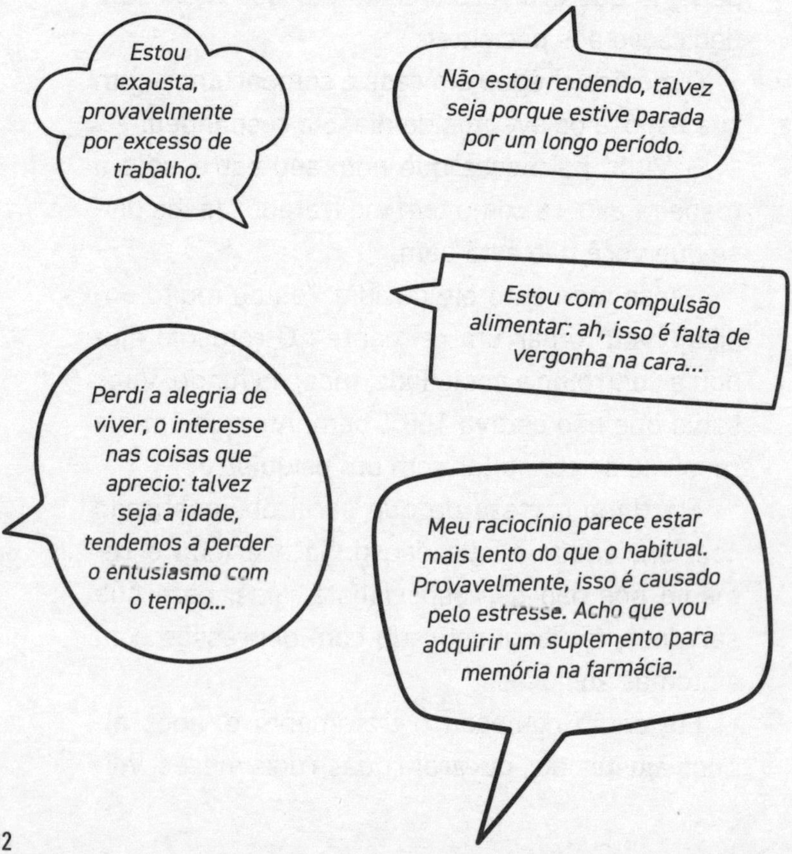

E por aí vai... Sempre buscamos uma justificativa no "achismo" para nossos problemas e vamos levando a vida. Só que se esse problema é a depressão, ele vai atrás de você, ficando cada vez maior até que se torne grave demais para ser ignorado.

Nunca ignore sintomas de depressão. Se você tem algum deles, faça a análise de onde ele vem e trate a questão pela raiz.

Mas o que é depressão realmente?

De acordo com o manual diagnóstico CID 10 (o principal manual que usamos na Psiquiatria para estabelecer um diagnóstico), depressão é uma doença psiquiátrica que afeta o humor, o pensamento e o comportamento de uma pessoa.

Para se diagnosticar a doença é necessário que o paciente apresente pelo menos dois sintomas fundamentais, na maior parte do dia, na maioria dos dias da semana.

SINTOMAS FUNDAMENTAIS

✔ Humor deprimido,
✔ Perda de interesse/prazer,
✔ Fadiga.

Esses dois sintomas em geral estão associados a pelo menos dois sintomas acessórios, presentes na maior parte do dia, na maioria dos dias da semana.

SINTOMAS ACESSÓRIOS

✓ Concentração e atenção reduzidas,

✓ Autoestima e autoconfiança reduzidas,

✓ Ideias de culpa e inutilidade,

✓ Visões desoladas e pessimistas do futuro,

✓ Ideias ou atos autolesivos ou ideias de suicídio,

✓ Alteração do sono e alteração do apetite.

Percebam que o diagnóstico de depressão pode acontecer mesmo que não haja humor deprimido.

Como assim, Carlisa?

Sim, existem vários tipos de depressão, e se você reler os critérios diagnósticos perceberá que, se tem sintomas de fadiga e perda do interesse em atividades que antes lhe davam prazer, você já preencheu dois critérios fundamentais.

Para que seja feito um diagnóstico de depressão basta que haja mais dois, dos seis sintomas acessórios (concentração e atenção reduzidas, autoestima e autoconfiança reduzidas, ideias de culpa e inutilidade, visões desoladas e pessimistas do futuro, ideias ou atos autolesivos ou ideias de suicídio, alteração do sono e alteração do apetite).

A falta dessa informação pode atrasar e muito o diagnóstico e, portanto, o tratamento de quadros depressivos.

Agora, você já sabe que nem toda depressão é igual, que nem todo mundo apresenta os mesmos sintomas quando tem uma depressão. Nunca se esqueça disso. No Exercício a seguir, você entenderá melhor seu próprio caso.

EXERCÍCIO

Faça uma lista dos sintomas que você sente:

Humor deprimido

❑ sim ❑ não

Perda de interesse/prazer

❑ sim ❑ não

Fadiga

❑ sim ❑ não

Concentração e atenção reduzidas

❑ sim ❑ não

Autoestima e autoconfiança reduzidas

❑ sim ❑ não

Ideias de culpa e inutilidade

❑ sim ❑ não

Visões desoladas e pessimistas do futuro

❑ sim ❑ não

Ideias ou atos autolesivos ou ideias de suicídio

❑ sim ❑ não

Alteração do sono e alteração do apetite

❑ sim ❑ não

Se você respondeu sim para a maioria das perguntas acima, é altamente provável que esteja com um quadro de depressão.

Caso você já tenha o diagnóstico e já se trate, e respondeu sim para a maioria das questões, pode ser interessante levar esse dado para seu médico.

Na próxima vez que você for ao médico, leve essa lista para ele dar uma olhada.

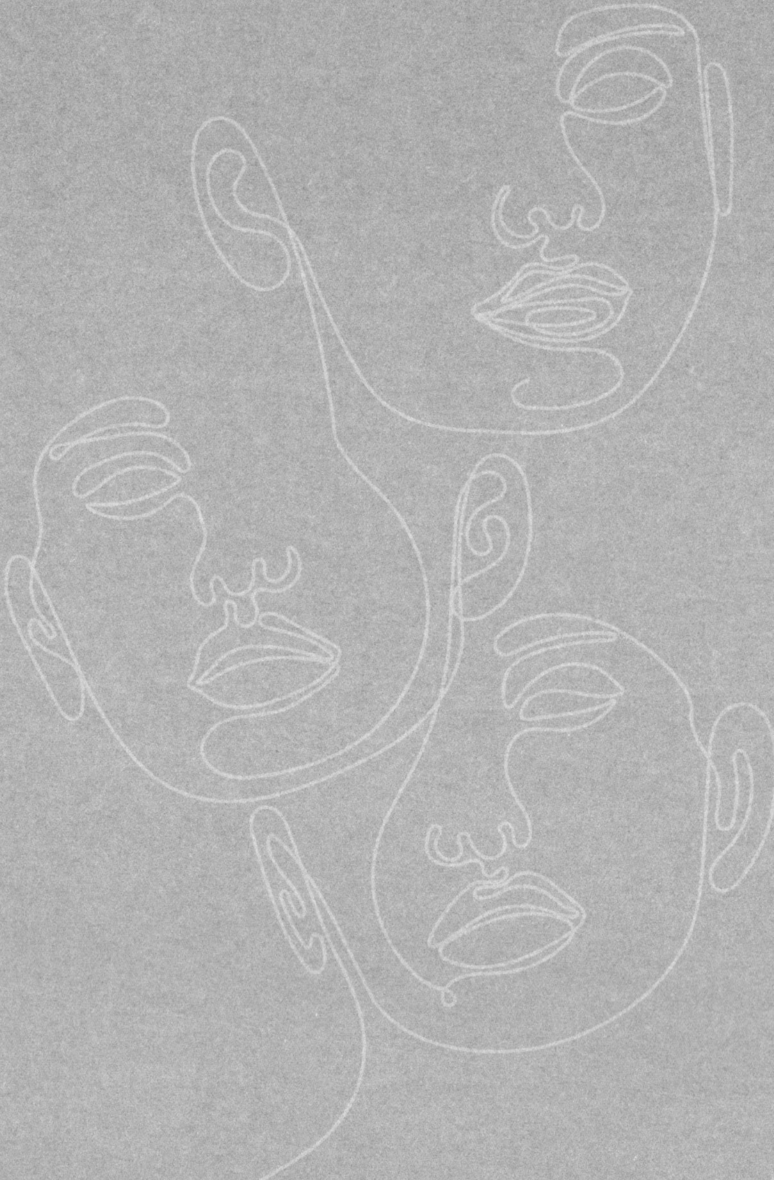

Capítulo 2

ANA SEMPRE DEU CONTA DE TUDO SEM RECLAMAR. ATÉ AGORA...

Ana é uma mulher incrivelmente resiliente. Autônoma, ela é muito trabalhadora e faz serviço de faxina todos os dias, até mesmo aos sábados, e às vezes até aos domingos. É casada, mãe de três filhos, e desde criança foi considerada uma pessoa exemplar, nunca "deu trabalho" à família e nunca se queixava.

Desde cedo, era reconhecida como uma pessoa tenaz e capaz de lidar com qualquer desafio que aparecesse. Tanto a família quanto os amigos a viam como um modelo a ser seguido, sendo altamente admirada por todos.

Apesar de uma vida repleta de batalhas, tudo corria bem até que algo estranho aconteceu na vida de Ana. Justo quando conseguiu um trabalho com carteira assinada e começou a trabalhar menos e com mais tranquilidade, ela começou a experimentar uma profunda tristeza e crises de ansiedade aparentemente sem motivo.

Ana pensava: "Sempre vivi em constante luta, batalhando o tempo todo, e agora que meu trabalho é estável e minha vida ficou mais sossegada me acontece isso?".

Como sempre deu conta de tudo sozinha, ela achou que também daria conta desse sentimento e foi segurando a barra sem falar nada com ninguém.

Em um dia de férias (ela não tirava férias havia 11 anos), ela sofreu uma intensa crise de pânico. A dificuldade de respirar era tamanha que precisou ser encaminhada ao pronto-socorro.

Lá chegando, os médicos a atenderam e disseram a ela que procurasse um psiquiatra.

"Psiquiatra? Eu não sou doida", ela pensou...

Mas seus sentimentos não melhoravam e ela começou a se sentir cada vez pior, tendo que se render ao fato de que precisava de ajuda. Finalmente cedeu e foi ao posto de saúde do bairro.

Lá, ela se consultou com o médico e recebeu o diagnóstico de depressão. Iniciou em seguida o uso de medicação que o próprio posto fornecia. Eles também discutiram a importância de Ana expressar seus sentimentos e emoções.

Então, ela buscou ajuda com as pessoas mais próximas. No entanto, sempre que mencionava sua luta contra a depressão, a família, em vez de oferecer apoio e compreensão, falava que não entendia, pois ela parecia ter uma vida maravilhosa. Isso apenas agravava seu sofrimento.

Assim, apesar de ter já melhorado com a medicação, ela ainda não estava 100%. Para que o tratamento fosse bem-sucedido, Ana precisava expressar seus sentimentos às pessoas próximas e aprender a falar alguns nãos (ela nunca falava não para ninguém), além de barrar demandas de pessoas que pensavam que, por ela ser tão forte, tinha que lidar com tudo sozinha.

Aos poucos, Ana começou a cuidar de si mesma. Com o passar do tempo, o tratamento foi produzindo os resultados esperados, e permitiu que ela se sentisse como deveria: feliz com suas conquistas e capaz de apreciar a concretização de seus sonhos.

ENTENDA QUE:

O primeiro passo para sair da depressão é recuperar a energia. E, para isso, você precisa parar de perder energia. Pouco adianta você encher a caixa d'água se nela existe um vazamento enorme por onde a água vai embora. Você precisa primeiro consertar o vazamento e parar de deixar a água escapar.

O mesmo serve para a energia. Pare de perder, desperdiçar energia. Quando se está deprimido, energia é um recurso escasso e você não pode se dar o luxo de perdê-la.

Nesse sentido, para começar a "tapar" os vazamentos de energia, proponho começarmos aprendendo sobre o conceito de empatia. Empatia é a capacidade de se colocar no lugar de outra pessoa, de entender e compartilhar seus sentimentos e emoções. Ela pode ser dividida em três componentes:

- **Compreensão cognitiva:** É a capacidade de entender os sentimentos e emoções da outra pessoa. Isso envolve a capacidade de identificar as emoções, entender as causas e consequências delas, e imaginar como a outra pessoa está se sentindo.

- **Resposta afetiva:** É a capacidade de compartilhar os sentimentos e emoções da outra pessoa. Isso envolve sentir compaixão, solidariedade e preocupação com o bem-estar da outra pessoa.
- **Comportamento pró-social:** É a capacidade de agir de forma a ajudar ou apoiar a outra pessoa. Isso envolve oferecer apoio emocional, ajuda prática ou simplesmente estar presente para a outra pessoa.

Aparentemente todo mundo tem capacidade de sentir empatia pela dor do outro, mas não é bem assim que a coisa acontece. Embora a maior parte das pessoas tenha essa capacidade, é bem mais fácil sentir empatia por situações que já vivenciamos.

Quanto mais distante determinado fato ou situação está da nossa realidade, maior a dificuldade de termos os três componentes da empatia. Em outras palavras, frente a determinada situação fora de nossa realidade ou vivência, podemos até ter a compreensão cognitiva, mas entre daí até a resposta afetiva e o comportamento pró-social pode haver grande distância.

Lembra-se de quando eu prometi sinceridade? Pois bem, a empatia verdadeira e profunda, em todos os três níveis, provavelmente só será experimentada por quem já sofreu de depressão. Portanto, pare de ansiar e buscar a empatia dos outros. Esperar que outras pessoas compreendam a depressão pode representar um grande consumo de tempo e energia, algo que, frequentemente, nos falta quando estamos deprimidos. Quem nunca passou por isso não sabe realmente como é.

Assim como alguém que nunca sofreu uma facada, por exemplo, não pode compreender plenamente a experiência (por mais que tente imaginar), uma pessoa que nunca teve depressão não consegue entender completamente como é estar deprimido.

As pessoas que te amam desejarão e tentarão te ajudar, mas, devido à falta de vivência e compreensão sobre o problema, podem agir conforme acreditam ser o melhor, em vez de fornecer o tipo de ajuda de que você realmente necessita.

Aí surgem então conselhos bem-intencionados, porém desajeitados, como: "Você é forte, basta querer e vai conseguir superar isso. Talvez, se você se dedicar mais ao trabalho, vai ocupar a mente e parar de ter pensamentos negativos". Ou dizem o oposto: "Você está trabalhando demais, precisa reduzir o ritmo e descansar que essas preocupações vão desaparecer".

Nós mesmos estamos tão habituados a essas soluções simplistas (e equivocadas) para a depressão que essas ideias e discursos podem surgir de nossa própria mente. Bem, se fosse simples assim, eu e tantos psiquiatras não estaríamos com a agenda tão lotada.

Por isso, busque ajuda, sim, mas oriente as pessoas sobre como elas podem realmente te auxiliar. Por exemplo, você pode dizer: "Eu reconheço que você me ama e deseja me ajudar. Posso te falar como me ajudar de verdade?". Em seguida, você pode instruir a pessoa sobre as ações e palavras que lhe são benéficas, como, por exemplo: "Eu gostaria que você passasse mais tempo comigo, pois a solidão intensifica meus pensamentos negativos", ou, ao contrário, "Prefiro ter um momento sozinha, pois me sinto melhor dessa maneira".

Outro exemplo seria: "Quando você sugere que a depressão é um sinal de fraqueza, em vez de me ajudar, você acaba me deixando ainda mais desolado. Eu sei que suas intenções são boas e que você tem uma noção do que é a depressão, mas a realidade é que, assim como só quem já foi esfaqueado sabe como é a dor de uma facada, somente quem tem depressão consegue compreender essa dor plenamente".

Caso seus amigos ou familiares nunca tenham tido depressão, ou não forem profissionais de psiquiatria ou psicologia, eles podem não saber exatamente como agir. É como se tentassem construir uma casa sem terem estudado engenharia ou terem experiência em construção: é quase certo que cometerão erros.

Por isso você precisa orientá-los dizendo com sinceridade sobre o que te faz bem e te ajuda, e o que te faz mal e te prejudica.

Aqui não existe fórmula, o que funciona para um pode não funcionar para o outro. Por isso você precisa se analisar. Você sabe melhor do que ninguém o que te faz bem e o que te faz mal.

Identifique os aspectos que te fazem bem versus os que te fazem mal, faça uma lista e mostre para as pessoas que estão com você nessa tempestade.

Agora vamos para a parte prática.

EXERCÍCIO

Faça aqui uma lista com todas as coisas que as pessoas ao seu redor **fazem** que te machucam ou te jogam para baixo.

Agora faça uma lista com todas as coisas que as pessoas ao seu redor **fazem** que te fazem bem ou te fazem se sentir melhor (ou "menos pior").

Faça aqui uma lista com todas as coisas que as pessoas ao seu redor **falam** que te machucam ou te jogam para baixo.

Faça aqui uma lista com todas as coisas que as pessoas ao seu redor **falam** que te fazem se sentir melhor.

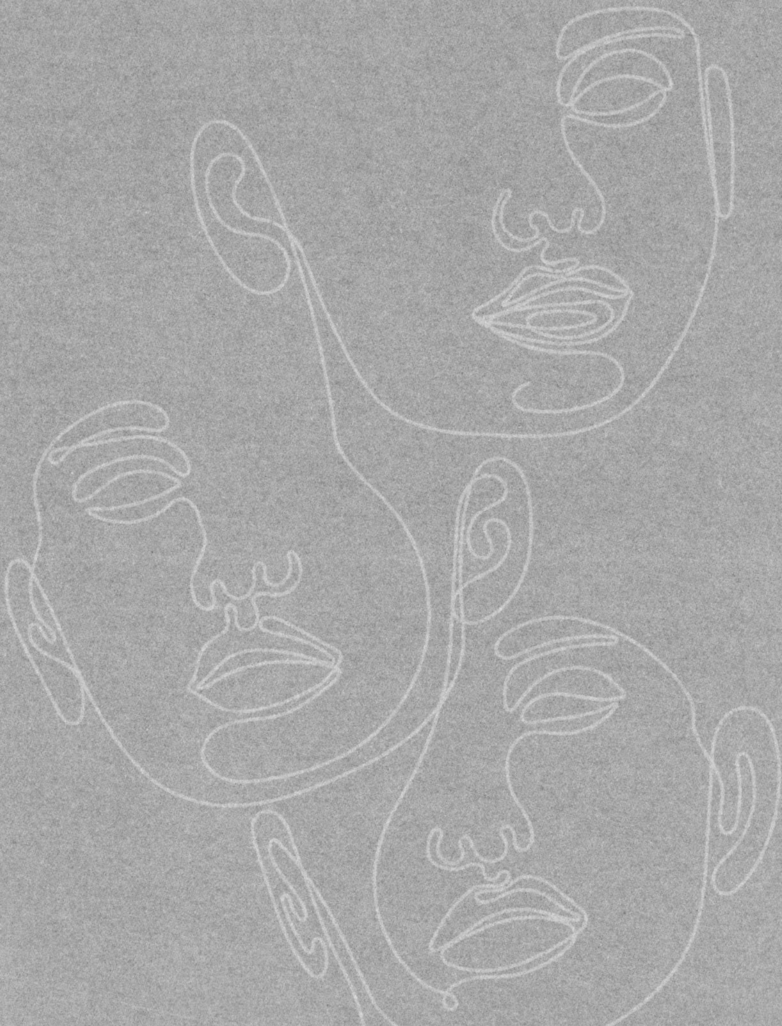

Capítulo 3

JOANNA, AQUELA QUE OUVE A OPINIÃO DE TODO MUNDO

Joanna era uma menina alegre e muito espoleta. Criada em um lar tranquilo, no interior de Minas Gerais, cresceu com muito vigor. Sempre teve muitos amiguinhos na escola, se enturmava com facilidade e tirava boas notas.

Na adolescência, começou a sentir ansiedade e, perto da menstruação, se sentia triste e melancólica, às vezes com vontade de desistir de tudo. Ela não conseguia compreender tais pensamentos: "Por que eles vinham?".

Afinal, ela tinha uma vida boa e não tinha motivos concretos para reclamar, pois nada de ruim ou grave estava ocorrendo. No entanto, ela se via melancólica e sem esperança, principalmente nas semanas que antecediam a menstruação. Ela tentava conversar com a mãe e as amigas, mas elas minimizavam seus sentimentos ao afirmarem que eram apenas sintomas da TPM.

O tempo passou e Joanna cresceu, amadureceu e ingressou em uma universidade. Mantendo sua conduta habitual, ela era uma das melhores alunas da sala e se destacava pelo bom desempenho acadêmico. Posteriormente, ela obteve êxito em um concurso público e tornou-se promotora de sua cidade. No entanto, apesar de suas conquistas e significativos sucessos acadêmicos, os sentimentos de melancolia foram se intensificando.

Joanna então habituou-se a se sentir daquela maneira, adotando a crença de que a tristeza era insignificante. Afinal, ela tinha momentos de felicidade, sorria, frequentava festas, desfrutava de uma excelente profissão e sua performance no trabalho era notável. Ela não se considerava uma pessoa depressiva. Sua ideia de depressão envolvia alguém desgrenhado, deitado na cama, incapaz de realizar qualquer tarefa, e ela não se encaixava nesse perfil.

A vida de Joanna seguiu seu curso até que algo muito triste aconteceu. Ela engravidou, uma gravidez muito desejada, mas perdeu seu bebê. Joanna ficou triste, mas as pessoas disseram que era comum perder bebês no início da gravidez e que era esperado ela ficar triste com isso.

No entanto, ela foi ficando cada vez mais triste até realmente se ver como uma pessoa deprimida. Decidiu buscar ajuda médica.

Na consulta, Joanna descobriu que tinha uma mutação genética chamada mutação de MTHFR. Essa mutação interfere na metabolização do ácido fólico (vitamina que pertence ao Complexo B), o que interfere na produção de serotonina e dopamina no cérebro.

Descobriu que isso pode ter contribuído para que ela se sentisse triste e frustrada desde a adolescência e que poderia predispor a um quadro de depressão. O tratamento poderia ser feito agora, com suplementos nutricionais e um antidepressivo. Descobriu também que essa mutação pode ter influenciado a perda do bebê e que poderia provocar trombose, mas que, suplementada com os nutrientes certos, a mutação estaria contornada.

No passado, Joanna acreditava que ela, suas amigas e a mãe eram as pessoas mais qualificadas para avaliar se o que acontecia com ela era irrelevante ou não, porém ela estava equivocada.

Ela precisava, desde os tempos da adolescência, de cuidado médico especializado. Suas alterações de humor e sua melancolia não eram besteira nem "assim mesmo". Eram algo sério e que precisava ser cuidado.

ENTÃO, APRENDA COM O CASO DE JOANNA: postergar o atendimento médico é um grande erro e um dreno de energia.

Nossa mente é enigmática e complexa. Percebemos o mundo não como ele realmente é, mas através de filtros frequentemente distorcidos, "manchados" por nossas vivências, experiências, preconceitos e informações colocados em nossas mentes desde a infância.

Em outras palavras: nem sempre nós somos as pessoas mais capacitadas para decidir o que é melhor para nós. Por exemplo: eu comecei a sentir dores no peito e, como médica psiquiatra, achei que poderia ser ansiedade. Eu sou a pessoa mais habilitada para dar o diagnóstico em mim mesma e me automedicar?

A resposta é não! Minhas lentes estão embaçadas, porque faço parte do problema. O cardiologista é mais capacitado do que eu para me dizer se o aperto que sinto no meu peito deve ou não ser medicado. As lentes dele são mais claras, pois estão limpas pelo distanciamento do problema e pelo conhecimento técnico.

Possivelmente, você, seus familiares e parentes podem não ser os mais qualificados para determinar se a sua tristeza é apenas passageira ou se se trata de um problema sério que requer medicação. O psiquiatra é, provavelmente, o profissional mais qualificado para isso.

Por isso, se você tem dúvidas se o que está sentindo é normal, se sente que algo não está funcionando 100% bem no seu corpo, vá ao médico.

Se for realmente "besteira" o médico lhe dirá.

Mas se for algo a ser tratado, quanto antes você se enfrentar, maiores as chances de cura e menores as sequelas e prejuízos na sua vida.

EXERCÍCIO

Sente-se em um lugar confortável.

Respire fundo e inspire em três tempos, contando de um a três. Expire contando até dois.

Repita essa respiração três vezes.

Agora comece a fazer uma análise do seu corpo, começando pela sua mente:

Pensamentos: "Meus pensamentos estão ruins, estou negativo ou pensando em coisas ruins mais do que o MEU costume?"
❑ sim ❑ não

Sentimento: "Tenho me sentido triste a maior parte dos dias na maioria dos dias?"
❑ sim ❑ não

Funcionalidade: "Minha performance no trabalho diminuiu?"
❑ sim ❑ não

"Tenho tido mais dificuldades de memorizar as coisas e de fazer as atividades do meu trabalho?"
❑ sim ❑ não

Agora vá para as outras partes do seu corpo: existe algum desconforto ou dor em algum local?

Rosto: ❑ sim ❑ não
Se sim: O quê?

____

Garganta: ❑ sim ❑ não
Se sim: O quê?

____

____

Pescoço: ❑ sim ❑ não
Se sim: O quê?

____

____

Ombros: ❑ sim ❑ não
Se sim: O quê?

____

____

Peito: ❑ sim ❑ não
Se sim: O quê?

____

____

Pulmões/respiração: ❑ sim ❑ não
Se sim: O quê?

____

____

Abdômen/barriga: ❑ sim ❑ não
Se sim: O quê?

____

Braços: ☐ sim ☐ não
Se sim: O quê?

____

____

Pernas: ☐ sim ☐ não
Se sim: O quê?

____

____

Se depois dessa autoavaliação você perceber que algo não está funcionando bem, leve as questões para seu médico.

Capítulo 4

JOSÉ, UM HOMEM AFETADO POR UMA TRAGÉDIA

José, de 59 anos, era um homem casado e pai de dois filhos. Sua força sempre foi notável, fruto de sua origem humilde no campo, onde trabalhou intensamente desde a infância. Após muita dedicação, conseguiu montar sua própria oficina mecânica, adquiriu uma casa e formou uma linda família, com a qual tinha o costume de passear durante as férias.

Sua vida era cheia de desafios e muito trabalho, mas, mesmo nos momentos mais complicados, marcados por dificuldades e pobreza, ele nunca se deixou abater. E também nas situações mais estressantes de seu trabalho, que era muito intenso, ele nunca se abalou.

Até que uma grande tragédia aconteceu: durante uma viagem, um motorista irresponsável efetuou uma ultrapassagem proibida e colidiu frontalmente com o veículo da família.

Nesse horrível acidente, a esposa de José veio a falecer.

A partir de então, a vida de José passou a ser um mar de depressão: ele não conseguia mais exercer suas funções do trabalho, não tinha vontade de fazer nada, só chorava e passava os dias prostrado na cama.

Frequentemente, pensamentos sombrios sobre a morte assolavam sua mente. Entretanto, a memória de seus filhos, que sobreviveram ao acidente junto a ele, o impedia de sucumbir a essa terrível ideia.

Os filhos começaram a perceber a situação e o mais velho, que já estava quase adulto, falou com o pai:

— Pai, precisamos de você, por favor, procure ajuda de um médico.

Ele então decidiu buscar ajuda.

José iniciou um tratamento com medicamentos e, seguindo orientação médica, foi encaminhado a um psicólogo para fazer terapia. O objetivo era lidar com o luto ocasionado pela perda de sua esposa.

Com esse suporte, o tratamento começou a surtir efeito gradativamente, melhorando sua condição, até que ele finalmente retornou ao seu estado normal.

José sempre teve uma natureza curiosa e questionadora. Em uma das consultas, perguntou à sua médica: "Por que as pessoas ficam deprimidas quando acontece algo ruim?".

Ela explicou que todo processo de adoecimento do corpo é uma equação de múltiplos fatores.

Toda doença que aparece em nós é resultante de um somatório: predisposição genética + estilo de vida/ambiente/alimentação + diversas outras coisas que podem contribuir para a doença aparecer.

No cérebro, não é diferente. Apesar de ainda haver resquícios da cultura que pregava que aspectos relacionados ao cérebro ou à mente

O CÉREBRO É O ÓRGÃO MAIS COMPLEXO DO NOSSO CORPO, O QUE DEMANDA MAIS ENERGIA

são algo impalpável que poderia estar ligado a questões meramente psicológicas ou até mesmo sobrenaturais, os avanços da neurociência permitiram descobrir muito do funcionamento do cérebro. Assim, não há mais sentido em pensar que as doenças do cérebro são distintas das doenças do corpo, salvo quanto à sua complexidade.

O cérebro é o órgão mais complexo do nosso corpo, aquele que demanda mais energia e que comanda todos os outros órgãos. Sem um cérebro que funciona bem, nada no seu corpo funciona bem. Cuidar do cérebro é prioridade!

No cérebro de uma pessoa deprimida ocorrem várias alterações que geram os diferentes sintomas. O Córtex Cingulado Anterior (CCA) é uma dessas regiões afetadas, sendo responsável por funções como:

- **Regulação emocional:** a depressão nos torna mais sensíveis às emoções e nos faz estressar com mais facilidade.
- **Modulação da dor**: por causa das alterações dessa região cerebral, quando estamos depri-

midos sentimos mais dores e ficamos menos tolerantes à dor.

- **Motivação e tomada de decisão**: o mal funcionamento do CCA é o motivo de, na depressão, ser comum termos dificuldades em tomar decisões e não termos motivação.
- **Atenção**: o CCA também está envolvido na atenção. Por isso, na depressão, muitas vezes focamos coisas sem importância e ficamos desatentos para o que realmente importa. Isso gera muitos prejuízos para a nossa funcionalidade e nos faz sentir ainda piores.
- **Aprendizado e memória:** o mal funcionamento do CCA é um dos motivos de, na depressão, a memória ficar tão ruim e termos tanta dificuldade de aprender até as coisas mais simples.
- **Autoconsciência**: na depressão nos sentimos menores do que somos, piores do que somos, e enxergamos o mundo e as pessoas em volta muito melhores que nós.
- **Detecção de erros e distorções do ambiente**: a pessoa com depressão passa a distorcer o ambiente. Ela enxerga o entorno mais sombrio e negativo. Tudo que acontece é visto pelo lado ruim e a cabeça simplesmente não consegue olhar ao redor e ver de uma maneira positiva.
- **Antecipação de recompensas**: se você já não tem motivação e ainda por cima não enxerga

recompensas nas suas atitudes, fica mais difícil executar o que se propõe a fazer, como, por exemplo, ir à academia para se exercitar ou arrumar seu quarto.

- **Controle de impulso**: na depressão, basta um segundo para fazermos alguma besteira. Temos muita dificuldade de controlar os impulsos e tomar as melhores decisões racionais.

Outra região que também é muito afetada pela depressão é a região do Córtex Pré-frontal, responsável por:

- **Flexibilidade cognitiva:** às vezes as pessoas ficam muito "cabeça dura" na depressão – e é essa região a responsável.
- **Capacidade de resolver problemas complexos:** imagine só: seu raciocínio está comprometido, sua memória está comprometida e ainda por cima sua capacidade de resolver problemas complexos está bastante reduzida... Não preciso nem dizer o impacto disso na vida de uma pessoa, né??!
- **Aspectos da personalidade:** há pessoas que apresentam alterações de personalidade.
- **Capacidade de prospecção de futuro e cálculo do custo-benefício:** as pessoas com depressão têm muita dificuldade de sonhar e de pensar em um futuro melhor e sem a doença.

Como se não bastasse tudo isso, há ainda alterações do funcionamento de outras regiões do cérebro, como ínsula anterior, hipotálamo e amígdala.

A ínsula anterior é responsável pela interocepção, que é a nossa percepção interna. É ela que usamos quando fechamos os olhos e sentimos o coração bater. Por isso, em alguns casos de depressão as pessoas têm a sensação de que estão mortas por dentro.

Já o hipotálamo é responsável por diversas funções e as alterações dele afetam o apetite, podendo haver perda ou compulsão alimentar. Pode haver também alteração do sono, com episódios de insônia ou de sonolência excessiva, ou ainda pode haver alteração do horário de dormir, com a pessoa trocando o "dia pela noite".

As alterações da amígdala na depressão podem gerar sintomas como medo excessivo e falta de motivação, além de uma interpretação errada do ambiente, em que tudo parece uma ameaça.

MAS POR QUE O CÉREBRO ESTÁ FUNCIONANDO ASSIM?

É falta de Deus? Falta de serviço? Falta de louça para lavar? Falta de vergonha na cara?

Não, não é nada disso!

São vários os motivos para que o cérebro apresente as alterações que vemos nas depressões, e cada pessoa terá um gatilho diferente para iniciar o processo de adoecimento.

Pense que o cérebro é como uma terra, e nossos pensamentos, sentimentos e comportamentos são como as plantas que, para brotar, precisam que suas sementes caiam no terreno e que o terreno seja fértil para elas. Desse modo, independentemente de esses pensamentos, sentimentos e comportamentos serem bons ou ruins, eles funcionam da mesma forma: começam como sementes caindo na terra. Se o terreno for fértil para elas, eles brotam.

O terreno é nosso cérebro, e o adubo que o deixa fértil para isso ou para aquilo são: fatores genéticos, ambiente, estilo de vida, nutrição e questões psicológicas. A depender da semente, ela vai precisar mais de um ou de outro "adubo". Mas, com uma combinação desses fatores, acaba germinando.

E POR QUE PODEMOS DEPRIMIR QUANDO COISAS RUINS ACONTECEM CONOSCO?

O que acontece no cérebro nessa hora é que, diante de um grande evento estressor, o corpo libera quantidade enorme de cortisol, um hormônio que desempenha um papel importante na resposta ao estresse. Quando estamos estressados, o cortisol é liberado para ajudar o corpo a lidar com a situação estressante. No entanto, níveis elevados de cortisol por longos períodos podem ter efeitos negativos na saúde, incluindo a saúde mental.

O cortisol elevado pode levar à depressão de várias maneiras:

SÃO VÁRIOS OS "ADUBOS" QUE AJUDAM A SEMENTE DA DEPRESSÃO A BROTAR

- **Afetando a produção de neurotransmissores.** O cortisol pode reduzir a produção de neurotransmissores importantes para o humor, como a serotonina e a dopamina. A serotonina é um neurotransmissor que desempenha um papel importante na regulação do humor, do sono, da dor e do apetite. A dopamina é um neurotransmissor que desempenha um papel importante na regulação do movimento, do aprendizado e da memória.
- **Afetando o sistema imunológico.** O cortisol pode suprimir o sistema imunológico, o que pode aumentar o risco de infecções. As infecções podem causar inflamação, que também pode contribuir para a depressão.
- **Afetando a função cognitiva.** Isso pode dificultar o pensamento claro e a tomada de decisões, levando a sentimentos de desesperança e inutilidade, que são sintomas comuns da depressão.

Assim, uma grande tristeza ou grande estresse na vida podem levar à depressão.

Nesse caso o tratamento é a medicação antidepressiva, associada a mudanças no estilo de vida para afastar o gatilho estressor.

No caso de José, que é um caso de luto, encontrar novos propósitos pode ser uma forma auxiliar de enfrentar o processo depressivo.

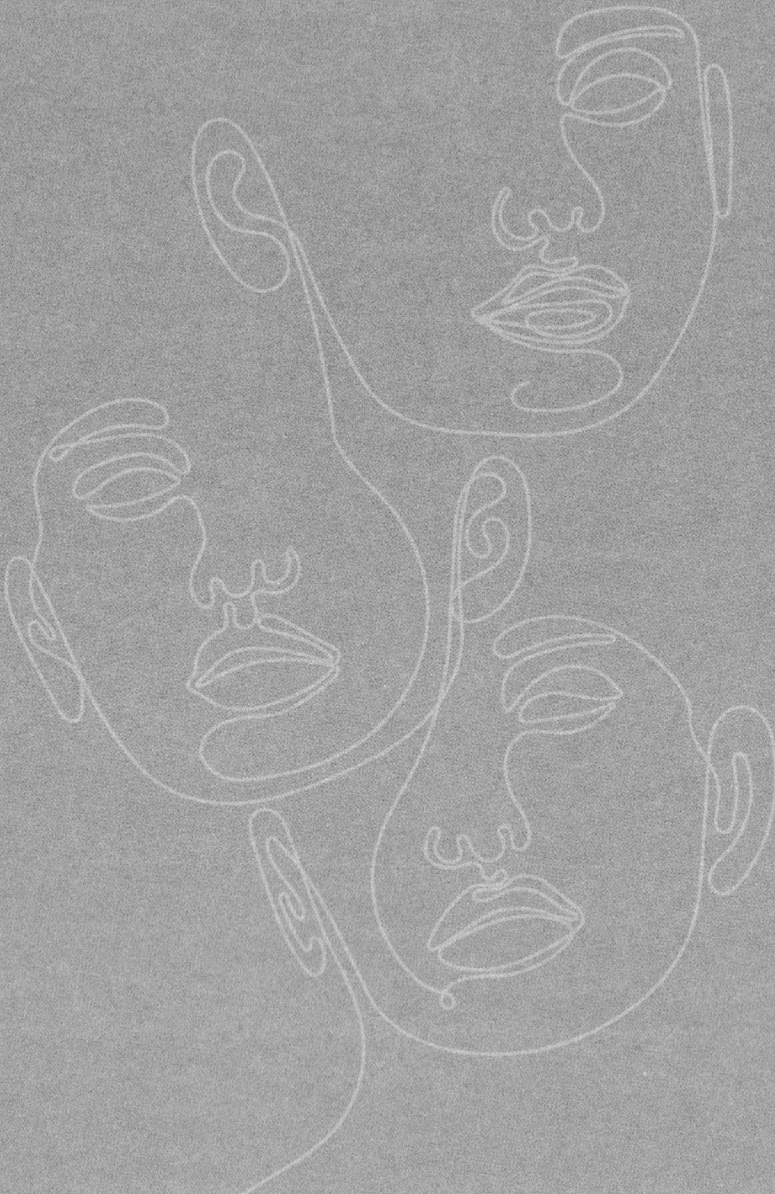

Capítulo 5

LEANDRO E A PERDA INESPERADA DA VITALIDADE

Leandro era um homem de 52 anos, casado há quase 25 anos, tinha um filho e era um empresário de sucesso. Há cerca de um ano, Leandro vinha sentindo-se triste e nervoso. Além disso, ele tinha perdido a motivação no trabalho, o que lhe gerava muita angústia, já que este sempre fora seu grande motivo de viver.

Para se ter uma ideia, anteriormente ele não se levantava da mesa nem por um instante, permanecia imerso no trabalho de maneira contínua. Não fazia pausas para almoçar, beber água ou lanchar, tamanha era sua concentração na tarefa. Além disso, frequentemente saía tarde, pois perdia a noção do tempo.

Parecia que seu amor pelo trabalho havia se esgotado, o que resultou em uma queda notável em seu desempenho. Seu engajamento em todas as tarefas também diminuiu, mas ele continuou perseverando. Leandro acreditava que era apenas uma fase.

Sua esposa já havia dito inúmeras vezes que ele precisava consultar um médico, pois a condição dele não era normal.

No entanto, ele tinha um medo extremo de médicos. Fazia anos que ele não os visitava. Quanto às agulhas, tinha verdadeiro pavor; desde a infância, não realizava um check-up com hemograma. Mas as coisas foram piorando até que ele realmente começou a se sentir muito triste e ainda mais desmotivado. Foi quando procurou um médico psiquiatra.

Durante a avaliação, o médico considerou a história de seu adoecimento de uma maneira diferente, visto que os sintomas predominantes eram a fadiga e a letargia mental. A tristeza surgiu posteriormente, decorrente da frustração por não conseguir realizar as atividades como antes.

Na avaliação, o médico percebeu que ele estava desidratado e perguntou sobre seus hábitos cotidianos. Os hábitos alimentares de Leandro eram péssimos. Ele raramente consumia alimentos nutritivos, em geral só comia produtos industrializados de baixo valor nutricional.

O médico então pediu que Leandro fosse urgentemente fazer exames de sangue, incluindo a análise de todas as vitaminas. Quando saiu o resultado, o médico ficou assustado. Leandro estava totalmente desnutrido! Havia deficiência de quase todas as vitaminas.

Para obter uma resposta mais rápida, o médico sugeriu uma reposição de vitaminas injetável. Nos dias seguintes, Leandro já estava visivelmente melhor, grande parte da sua disposição havia voltado.

A melhora de Leandro foi tão notável que seu irmão, impressionado com o resultado da reposição de vitaminas, foi à clínica solicitar ao médico os mesmos suplementos e vitaminas. Mas ele não tinha deficiência alguma e o médico lhe explicou que o excesso de vitaminas é tóxico e faz mal ao organismo.

ENTÃO A FALTA DE VITAMINAS PODE DAR SINTOMAS DE FADIGA E DEPRESSÃO?

A resposta é sim!

Falta de nutrientes e vitaminas, eventos estressores e questões psicológicas são os adubos que vão deixar seu cérebro mais fértil para a semente da depressão florescer.

Para que seu cérebro funcione bem, é necessário que seus neurônios também funcionem bem, comunicando-se entre si e gerando uma grande rede, responsável por nossos pensamentos, sentimentos e comportamentos.

A comunicação entre os neurônios acontece através do que chamamos de neurotransmissores, moléculas químicas produzidas pelos próprios neurônios que permitem a transmissão de informações de um neurônio para outro.

A atividade dos neurotransmissores pode ser afetada por uma variedade de fatores, incluindo:

✓ genética,
✓ ambiente,
✓ dieta,
✓ exercícios,
✓ uso de drogas.

AS VITAMINAS INFLUEM NO FUNCIONAMENTO DOS NEUROTRANSMISSORES

Assim, os nutrientes que ingerimos interferem na formação de nossos neurotransmissores. Portanto, se quisermos ter uma boa saúde mental e fazer brotar a árvore do bem-estar, é necessário que os nutrientes estejam presentes na dose correta.

As principais vitaminas envolvidas no bom funcionamento cerebral são:

VITAMINA D

A deficiência de vitamina D é associada à diminuição de volume cerebral e ao aumento dos níveis de inflamação crônica no Sistema Nervoso Central. Por isso, o ideal é sempre mantermos os níveis de vitamina D entre 30 e 60 ng/ml (nanogramas por mililitro).

Níveis abaixo de 20 ng/mL são considerados deficientes e podem gerar sintomas como: fadiga, dor muscular, dor óssea, humor deprimido e problemas de concentração.

Já níveis acima de 100 ng/mL são considerados tóxicos, podendo causar náusea, vômitos, fraqueza, anorexia, desidratação, quadro agudo de insuficiência renal e hiperexcitação cerebral.

Perceba que a falta é prejudicial, mas o excesso também é.

FOLATO OU ÁCIDO FÓLICO (VITAMINA B9)

É essencial para a produção de neurotransmissores, como a serotonina, a dopamina e a noradrenalina. Estudos indicam que a deficiência de folato pode estar associada a problemas de memória, raciocínio e de aprendizado.

Os valores de referência para o ácido fólico estão entre 4 e 12 ng/mL. Níveis abaixo de 4 ng/mL são considerados deficientes, e níveis acima de 12 ng/mL são considerados elevados. Para gestantes deve-se manter entre 3,2 e 10,0 ng/ml.

VITAMINA B12

Desempenha um papel importante na mielinização (formação da bainha de mielina). Pense que a rede de transmissão de mensagens entre os neurônios é como uma rede elétrica. Os "fios" que ligam os neurônios são encapados por uma membrana chamada bainha de mielina. A vitamina B12 é essencial para formar essa "capa" dos fios que ligam os neurônios.

Além disso, ela também atua na síntese de neurotransmissores (serotonina, dopamina, noradrenalina, glutamato, GABA), bem como em processos de neuroplasticidade, como a formação de novas conexões entre neurônios.

Os valores sanguíneos de B12 devem ficar entre 210,0 pg/mL e 980,0 pg/mL (picogramas por mililitro). Tanto a falta quanto o excesso de B12 podem ser muito prejudiciais ao organismo.

A deficiência de vitamina B12 pode causar danos aos nervos, o que pode levar a uma variedade de sintomas, incluindo formigamento ou dormência nas mãos e nos pés, dificuldade de equilíbrio, problemas de memória e dificuldade de concentração, além de outros sintomas como fadiga, irritabilidade, dor de cabeça, desmaios, perda de peso, palidez, língua vermelha e inchada.

Já o excesso da vitamina pode provocar: náuseas, vômitos, dor de cabeça, diarreia, prurido.

VITAMINA A

Ajuda a proteger os neurônios de danos e a promover a neurogênese, que é o processo de formação de novos neurônios.

Estudos mostram que a suplementação de vitamina A pode melhorar a aprendizagem e a memória em animais e humanos. Além disso, a vitamina A pode ajudar a proteger o cérebro contra doenças neurodegenerativas, como o Alzheimer e o Parkinson.

A deficiência dessa vitamina pode causar problemas de visão, como cegueira noturna, e também pode aumentar o risco de doenças infecciosas. No entanto, o excesso de vitamina A também pode ser prejudicial. A ingestão excessiva dela pode causar danos ao fígado e outros problemas de saúde. Buscamos manter os níveis de vitamina A entre 20 e 70 mcg/dL nos homens e 15 e 60 mcg/dL nas mulheres.

VITAMINA E

Ajuda a proteger as células cerebrais dos radicais livres (moléculas que, em excesso, podem causar danos às células, proteínas, DNA e outras estruturas importantes do organismo). Também pode ajudar a melhorar a função cognitiva, incluindo a memória, a atenção e o aprendizado.

A dosagem de vitamina E no sangue deve ficar entre 5,0 e 20,0 mcg/dL nos homens e 3,0 e 9,0 mcg/dL nas mulheres.

A deficiência de vitamina E é rara, mas pode ocorrer em pessoas com certas condições médicas, como doença celíaca, doença de Crohn e cirrose. A deficiência de vitamina E pode causar problemas de visão, como cegueira noturna, e também pode aumentar o risco de doenças cardíacas e câncer.

Níveis de vitamina E acima do normal podem indicar toxicidade de vitamina E. A toxicidade de vitamina E é rara, mas pode ocorrer em pessoas que tomam suplementos dessa vitamina em altas doses. Ela pode causar danos ao fígado e outros problemas de saúde.

Percebe o quanto ter o corpo nutrido e hidratado é importante para sua saúde mental?

O cérebro jamais funcionará bem se não tiver o mínimo de matéria-prima para trabalhar. Isso é especialmente importante se você está deprimido, pois o cérebro precisa de ainda mais recursos para se restabelecer.

Agora, manter os níveis ótimos de vitaminas passa por ter uma alimentação saudável e, em alguns casos, é necessário suplementar. Porém, o excesso de vitaminas é prejudicial e isso deve ser feito apenas com acompanhamento médico.

E, não se engane, achando que basta ter as vitaminas em dia para ter um cérebro saudável. Também é necessário que a alimentação não contenha excessos de radicais livres, oxidantes e alimentos inflamatórios, pois tudo isso é extremamente prejudicial ao cérebro.

AS VITAMINAS ESTÃO NOS ALIMENTOS, MAS PODE SER PRECISO SUPLEMENTAR

A dieta que mais apresenta evidência científica para um bom desempenho mental é a chamada Dieta MIND.

A Dieta MIND (Mediterranean-DASH Intervention for Neurodegenerative Delay) está associada à redução do risco de Alzheimer e outras doenças neurodegenerativas, à melhora da função cognitiva e da memória, à redução da pressão arterial e do risco de doenças cardíacas e à promoção da saúde geral e do bem-estar.

ALIMENTOS ESSENCIAIS NA DIETA MIND

- **Frutas e vegetais:** consumir pelo menos três porções de frutas e seis porções de vegetais por dia, com destaque para vegetais folhosos verdes e berries.
- **Grãos integrais:** priorizar grãos integrais como aveia, arroz integral e quinoa, em vez de grãos refinados.
- **Nozes e sementes:** consumir pelo menos cinco porções de nozes e sementes por semana.
- **Azeite de oliva:** usar azeite de oliva extravirgem como principal fonte de gordura.
- **Peixes:** consumir pelo menos uma porção de peixe por semana, especialmente os gordurosos como salmão, truta e sardinha.
- **Feijão e leguminosas:** incluir feijão, lentilha e grão de bico na dieta pelo menos três vezes por semana.

ALIMENTOS A LIMITAR NA DIETA MIND

- **Carnes vermelhas:** limitar o consumo de carne vermelha a no máximo uma porção por semana.
- **Carnes processadas:** evitar o consumo de salsicha, bacon, mortadela e outros produtos processados.
- **Queijos:** limitar o consumo de queijos a no máximo uma porção por dia.
- **Manteiga e margarina:** reduzir o consumo de manteiga e margarina, optando por alternativas mais saudáveis como o azeite de oliva.
- **Açúcar e doces:** limitar o consumo de açúcar adicionado e doces processados.
- **Frituras:** evitar frituras e alimentos gordurosos.

Acesse o QRCode a seguir para baixar dois exemplos de cardápios de Dieta MIND criados pela nutricionista Leandra Caroline. São receitas práticas que vão ajudar você a implementar essa dieta na sua rotina.

Capítulo 6

MARINA SOB OS EFEITOS DA MENOPAUSA

Marina é uma mulher de 50 anos, casada, tem dois filhos, uma menina de 12 anos chamada Maria e um menino de 9 anos chamado Pedro. Ela trabalhava na empresa do marido e se dividia entre as questões do trabalho, os cuidados da casa e da família e sua vida pessoal.

Marina sempre foi muito alegre e apreciava passar momentos com os amigos, organizar jantares para o marido e ter longas conversas com ele sobre diversos assuntos. Além disso, se encarregava da organização das festas escolares e eventos dos amiguinhos de seus filhos. Em suma, era uma pessoa sempre alegre e festeira.

No entanto, ela começou a experimentar um cansaço profundo, e foi se afastando cada vez mais da empresa. Inicialmente, presumiu que isso fosse normal, considerando a agitação de sua vida diária, que envolvia trabalho, filhos, cônjuge e as festas que tanto apreciava.

Mesmo diminuindo a carga de trabalho, isso não surtiu efeito. Gradualmente, começou a participar menos de eventos sociais e a preferir ficar em casa. O marido alegava que ela estava se tornando cada vez mais reclusa, porém ela simplesmente não tinha energia suficiente.

Conforme o tempo avançava, ela se sentia cada vez mais exausta. Em alguns momentos, a tristeza a invadia, enquanto, em outros, a irritabilidade e a agressividade dominavam.

Até que um dia, em uma discussão com o marido, ela percebeu que estava muito diferente do que era e resolveu buscar ajuda. Ela procurou um psiquiatra e, ao chegar para a consulta, descobriu durante a entrevista que estava enfrentando uma condição de depressão.

Ao investigar a origem dessa depressão, considerando que não tinham ocorrido eventos adversos e que ela nunca havia vivido nada parecido antes, surgiu a possibilidade de que isso estivesse ligado à diminuição dos níveis hormonais. A hipótese levantada foi de menopausa.

A mãe de Marina chegara à menopausa com 51 anos e sua menstruação já estava irregular havia alguns meses. Marina então iniciou um tratamento combinado de antidepressivos e terapia hormonal, supervisionado por uma ginecologista.

Com isso, os sintomas desapareceram.

Com o tempo, os médicos retiraram o antidepressivo e mantiveram os hormônios. Marina então voltou a ser quem era.

O que todas essas histórias nos mostram é que são inúmeros os fatores que podem fazer com que seu cérebro funcione de maneira atípica, resultando em depressão. É importante compreender de saída que a depressão é uma doença cerebral. Certamente, fatores psicológicos e ambientais exercem influência, porém ela ocorre de forma concreta, provocando alterações no funcionamento do seu cérebro.

No caso de Marina, a depressão foi desencadeada por oscilações hormonais típicas do climatério, a fase que antecede a menopausa. Os hormônios sexuais, como estrogênio, progesterona e testosterona, desempenham um papel importante na saúde mental.

As flutuações hormonais podem influenciar nosso estado de humor, o que acontece de maneira diferente em homens e mulheres, já que apresentam perfis hormonais específicos.

Temos três principais hormônios sexuais: a progesterona, o estrogênio e a testosterona. Como eles agem em nosso cérebro?

PROGESTERONA

A progesterona influencia a ação de outros neurotransmissores importantes para o humor e a cognição, como:

- **GABA:** a progesterona pode aumentar a ação do GABA, um neurotransmissor inibitório que promove a calma e o relaxamento.
- **Serotonina:** a progesterona altera a ação da serotonina no cérebro. A serotonina é uma das responsáveis pelo nosso humor.
- **Dopamina:** a progesterona pode alterar a atividade da dopamina, um neurotransmissor que influencia o humor, a motivação e o sistema de recompensa.

Assim, de forma geral ela tem um efeito de tranquilizante no cérebro, promovendo uma ação ansiolítica (redução da ansiedade) e de promoção do sono.

ESTROGÊNIO

O estrogênio influencia a ação de neurotransmissores, assim como a progesterona.

O estrogênio tem ação na:

- **Acetilcolina:** O estrogênio aumenta a acetilcolina, que é crucial para a formação de novas memórias e para a consolidação de memórias de curto prazo para longo prazo. Além disso, ela promove o alerta, sendo um dos responsáveis pelo ajuste do ciclo circadiano (relógio biológico do corpo), e é essencial para manter o foco, a atenção e a motivação em uma tarefa.
- **Serotonina:** O estrogênio pode aumentar a atividade da serotonina, um neurotransmissor que influencia o humor, o sono e o apetite.
- **Dopamina:** O estrogênio pode aumentar a atividade da dopamina, um neurotransmissor que influencia o humor, a motivação e a recompensa.

Perceba que o estrogênio é essencial para nos manter ativos e motivados, executando bem nossas tarefas.

TESTOSTERONA

Sim! Nós, mulheres, temos testosterona também e ela é fundamental para o bom desempenho do cérebro. Ela tem importante função em vários domínios cerebrais:

- **Habilidades espaciais:** A testosterona pode melhorar a capacidade de navegação espacial, a rotação mental de objetos e a visualização espacial.
- **Memória de trabalho:** A testosterona pode melhorar a memória de trabalho, que é a capacidade de armazenar e manipular informações temporariamente.
- **Atenção:** A testosterona pode aumentar a atenção e a capacidade de se concentrar nas tarefas.
- **Linguagem:** A testosterona pode melhorar a fluência verbal e a capacidade de encontrar palavras adequadas às situações.
- **Humor:** A testosterona pode ter efeito antidepressivo e melhorar o humor.
- **Confiança:** A testosterona pode aumentar a autoconfiança e a assertividade.
- **Competitividade:** A testosterona pode aumentar a competitividade e o desejo de vencer.
- **Risco:** A testosterona pode aumentar a propensão a assumir riscos.

AS ALTERAÇÕES HORMONAIS INFLUEM NA SAÚDE MENTAL

As alterações desses hormônios, tanto nos homens quanto nas mulheres, podem gerar grande impacto na saúde mental.

Nas mulheres, um bom exemplo de como os hormônios afetam nossa saúde mental é a tensão pré-menstrual (TPM), conjunto de sintomas físicos e emocionais que algumas mulheres experienciam nos dias ou semanas que antecedem a menstruação.

Isso ocorre em razão das oscilações de progesterona e estrogênio, que alteram as atividades de vários neurotransmissores cerebrais. Todos os meses a quantidade de hormônios varia de acordo com a fase do ciclo menstrual e, com o avanço da idade, essa quantidade cai progressiva e exponencialmente. Assim, ao longo do tempo ficamos mais suscetíveis a quedas hormonais que podem ser mais uma gasolina na fogueira da depressão.

Por isso é muito importante que, no processo de diagnóstico e tratamento de depressão, seja realizada a análise dos hormônios, principalmente se a mulher está em uma idade próxima à da menopausa. O ajuste de hormônios em quem tem deficiência pode ser um grande aliado no tratamento da depressão.

Já para os homens, não se engane achando que eles têm somente testosterona, porque isso não é verdade. Os homens também têm, em pequena quantidade, todos esses hormônios (estrogênio e progesterona).

Mas, como são raras as alterações dos outros hormônios nos homens e por seu impacto ser menor, na população masculina nós focamos mais na análise da testosterona.

Neste mesmo capítulo você já viu os efeitos da testosterona no cérebro e já compreendeu que ele é um hormônio essencial para a memória, atenção, habilidades espaciais e performance no geral.

A testosterona é a substância que faz a gente ir e enfrentar as guerras da vida. Ela nos dá a vitalidade do guerreiro.

Com a idade, é normal que haja redução gradual dos níveis de testosterona, e este é um dos motivos por que, no processo natural do envelhe-

COM A IDADE, A PRODUÇÃO HORMONAL CAI E ISSO INTERFERE NA VITALIDADE

cimento, ocorre uma certa perda de vitalidade, energia, força, musculatura e libido.

A imagem abaixo demonstra a produção de testosterona durante a vida.

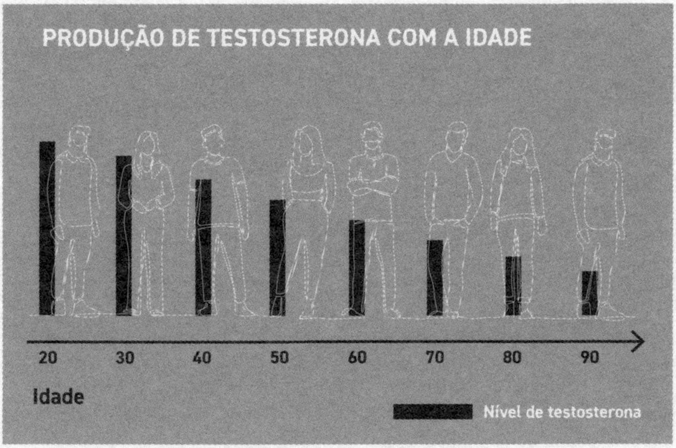

E quando estamos deprimidos o que mais falta é vitalidade, energia, força...

Por isso, no processo depressivo, principalmente dos homens, é necessário que estejamos atentos aos níveis de testosterona.

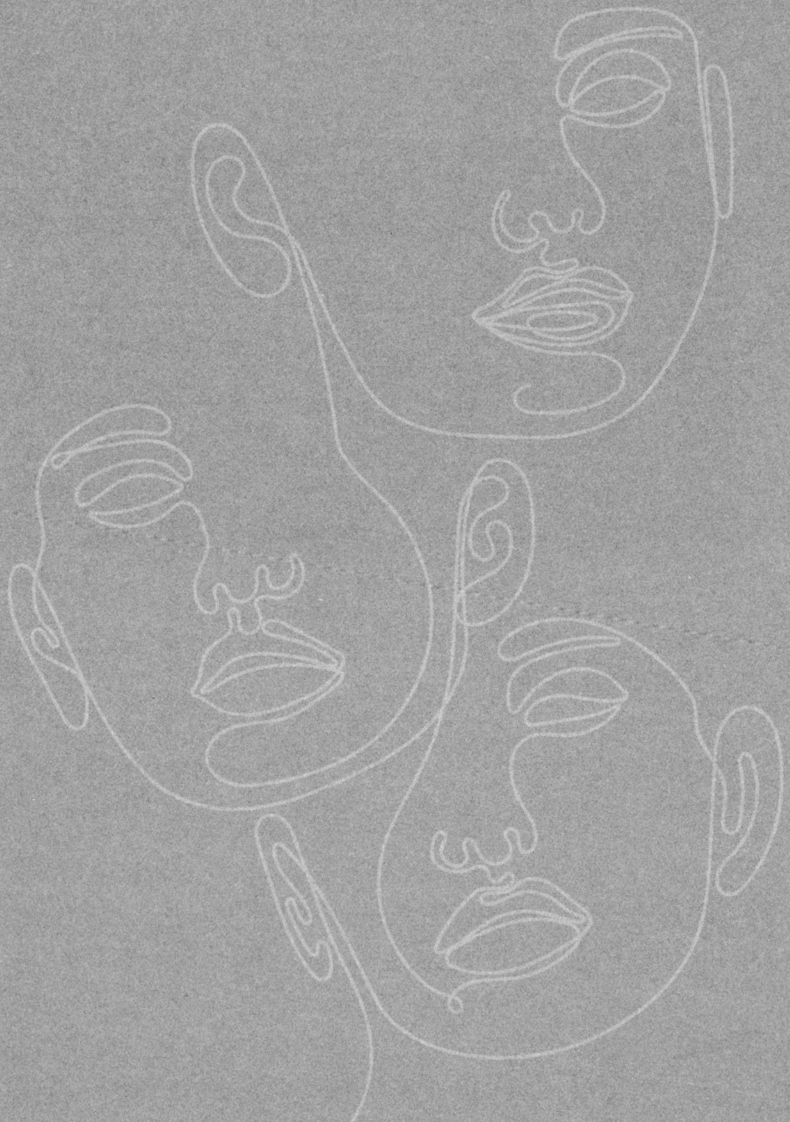

Capítulo 7

LUÍS, RESGATADO PELOS EXERCÍCIOS FÍSICOS

Luís era um homem jovem e muito dinâmico. Tinha 37 anos, era casado há três anos e não tinha filhos. Ele prosperava em sua carreira e acabara de receber uma promoção. Seu superior o apreciava bastante e oferecia constante apoio.

Tudo seguia bem até que Claudia, esposa de Luís, foi diagnosticada com câncer de mama. Ele se tornou o constante companheiro dela durante todo o processo de combate à doença, numa luta incansável pela vida.

Luís entrou em um período extremamente estressante, sempre sobrecarregado de preocupações. Ele precisava equilibrar seu trabalho com todas as consultas médicas, sessões de quimioterapia e os cuidados com a esposa.

Luís enfrentou todas as adversidades com grande coragem. Apesar de profundamente abalado e triste, ele se manteve forte e otimista diante de sua esposa. Juntos passaram por essa doença terrível e ela se recuperou.

No entanto, quando a sombra da morte se dissipou e ele pensou que finalmente tudo estabilizaria, surgiu um sentimento estranho de tristeza profunda. Ele começou a chorar sem motivo, até mesmo no trabalho, e toda a força dele parecia ter ido embora.

Confuso, Luís refletiu: "O que está ocorrendo? Enfrentei tudo com tanto vigor. Por que agora estou vacilando?".

Conforme o tempo avançava, ele se tornava progressivamente mais abatido. Diante dessa situação, resolveu procurar ajuda médica. O tratamento ajudou, Luís melhorou bastante dos sintomas, mas não completamente.

Um dia, enquanto navegava pelo Instagram, ele se deparou com um vídeo que destacava o impacto positivo da atividade física no combate à depressão. Motivado por essa informação, decidiu experimentar.

Luís se inscreveu em um grupo de corrida e começou a praticar. Ele começou a se sentir significativamente melhor logo após iniciar as corridas. Em algumas semanas, se recuperou completamente de todos os sintomas e finalmente superou a depressão.

Mas o que aconteceu com Luís? Por que ele melhorou tanto com a corrida?

Seu médico fala para você fazer exercício físico, seu psicólogo fala para você fazer exercício físico, seu nutricionista fala para você fazer exercício físico, as pessoas que se recuperaram da depressão falam para você fazer exercício físico. Mas por que exercício físico se meu problema está na minha cabeça?

Se você ainda não entendeu que o exercício físico é um componente essencial no tratamento contra a depressão, permita-me esclarecer agora. Vou explicar os efeitos do exercício físico no seu cérebro e por que nós, profissionais de saúde, recomendamos fortemente a prática desse tipo de atividade.

Um estudo científico publicado em 2022 demonstrou que a prática de exercícios físicos reduz significativamente os sintomas de depressão. Nesse estudo, os pesquisadores perceberam que tanto exercícios leves quanto moderados e intensos foram muito efetivos na redução dos sintomas da doença. O estudo também concluiu que tanto exercícios aeróbicos quanto de força ou musculação têm igual efeito na melhora do humor.

Essa é uma notícia animadora, pois reconhecemos a dificuldade em estabelecer uma rotina de exercícios físicos. Esse estudo sugere que até mesmo atividades leves podem ser altamente benéficas. Além disso, você tem a liberdade de escolher a modalidade que mais lhe agrada, seja ela aeróbica ou de musculação.

Outro estudo avaliou a dose de exercício e seus efeitos no humor. Observou-se que quanto maior a dose de exercício físico, maiores os efeitos positivos.

Porém, 20 minutos diários já têm um imenso efeito. Vinte minutos vão melhorar seu humor, além de aumentar o BDNF – que é uma molécula responsável pela criação de novos neurônios e novas conexões entre neurônios.

Sabemos que a depressão é uma condição que provoca a atrofia de determinadas regiões do cérebro. Assim, a prática de exercícios físicos — por aumentar os neurônios e as conexões entre eles — pode contribuir significativamente para a recuperação cerebral.

Também é importante que o exercício seja prazeroso, pois quanto mais agradável e divertido, melhor o impacto no humor.

Lembre-se, quem se encontra em um estado de depressão frequentemente se sente esgotado, fatigado, desprovido de ânimo e desmotivado. Por isso, faça o que você der conta, mas faça.

Eu sei o quanto é difícil levantar-se e começar a se exercitar. Mas o exercício é remédio e o adulto faz o que precisa e não só o que deseja.

Você é um adulto, que quer se curar, então faça o que tem de ser feito. Do seu jeito e, no início, do modo como você der conta.

Aqui, vale fazer caminhada no quarteirão, pular corda na sala de casa, vale até correr em volta do sofá. Vale qualquer coisa, só faça! Ao menos 20 minutos por dia podem literalmente te tirar da depressão.

O exercício atua no humor por diversos motivos, que podem ser divididos em mecanismos fisiológicos e psicológicos:

MECANISMOS FISIOLÓGICOS

- **Liberação de endorfinas:** as endorfinas são neurotransmissores que produzem uma sensação de bem-estar e felicidade. O exercício físico aumenta a produção de endorfinas no cérebro, o que pode melhorar o humor e reduzir o estresse.

- **Aumento da serotonina e da dopamina:** você já leu aqui sobre os neurotransmissores e o papel deles na regulação do humor, principalmente da serotonina e da dopamina. O exercício físico pode aumentar os níveis de serotonina e dopamina no cérebro, o que pode levar a um humor mais positivo e motivado.
- **Redução do cortisol:** o cortisol é um hormônio do estresse que pode contribuir para sentimentos de ansiedade e depressão. O exercício físico pode reduzir os níveis de cortisol no corpo, o que pode melhorar o humor e a sensação de bem-estar.
- **Melhora da qualidade do sono:** a falta de sono pode contribuir para o mau humor. O exercício físico regular pode melhorar a qualidade do sono, o que pode levar a um humor mais positivo durante o dia.

MECANISMOS PSICOLÓGICOS

- **Aumento da autoestima:** o exercício físico pode aumentar a autoestima e a confiança em si mesmo, o que pode levar a um humor mais positivo.
- **Redução do estresse:** o exercício físico é uma ótima maneira de aliviar o estresse e

a ansiedade, que podem contribuir para o mau humor.

- **Distração:** o exercício físico pode ser uma distração de pensamentos negativos e preocupações, o que pode melhorar o humor no momento presente. Sabemos que na depressão a mente fica totalmente poluída por esses pensamentos e o exercício físico pode ajudar a "limpar" sua mente.
- **Sensação de realização:** completar uma meta de exercício físico pode dar uma sensação de realização e aumentar a confiança em si mesmo, o que pode levar a um humor mais positivo.

EXERCÍCIO

Agora que você já compreende por que é tão importante realizar exercícios físicos, vamos para a parte prática.
Pare por alguns minutos e reflita:

1. Qual exercício físico eu mais gosto de fazer? (Ou qual eu "menos odeio")?

____

____

____

2. Sendo bastante realista:
Por quanto tempo eu consigo fazer exercícios físicos?

- ❑ 20 minutos
- ❑ 30 minutos
- ❑ 45 minutos
- ❑ 1 hora

3. Quantas vezes na semana eu consigo fazer exercício físico (quanto mais melhor, hein...)?

- ❑ 1 vez na semana
- ❑ 2 vezes na semana
- ❑ 3 vezes na semana
- ❑ 4 vezes na semana
- ❑ 5 vezes na semana
- ❑ 6 vezes na semana
- ❑ 7 vezes na semana

Mas, Carlisa, eu marquei que consigo fazer 20 minutos só e somente uma vez por semana, então é melhor não fazer e começar quando eu tiver mais energia, mais disposição e mais tempo na agenda, certo?

Errado!

Não importa quanto você consiga fazer, o importante é começar a se mobilizar e fazer o que é necessário para melhorar.

Se você só pode ou consegue fazer 20 minutos por dia, uma vez por semana: excelente! Você já saiu do zero, já começou a fazer sua parte.

Aí você diz: "Ah, então vou tentar fazer uma hora todos os dias".

Eu vou te responder: "Hum, pense bem".

Aqui você precisa ser sincero e transparente na sua meta.

Criar uma meta que você já sabe que não consegue cumprir só irá gerar frustração e sensação de fracasso, e você não precisa disso.

Portanto, preencha o exercício com toda sinceridade e com o pé no chão para traçar metas realistas que serão cumpridas.

Capítulo 8

LARISSA E SUA MÃE NARCISISTA

Larissa tinha 36 anos, era solteira e trabalhava como funcionária pública, depois de passar com muito esforço em um concurso. Ela tinha depressão desde os 13 anos, e cresceu com sua mãe, Cleusa, sem pai.

Essa mãe exibia um narcisismo extremo e Larissa passou toda a infância e a adolescência lidando com as atitudes tipicamente apresentadas por uma mãe narcisista:

Excessiva preocupação consigo mesma e com a própria imagem:

✔ Busca constantemente a admiração e a validação externa.

✔ Preocupa-se exageradamente com a aparência e o status social.

✔ Fala muito sobre si mesma e minimiza as realizações dos outros.

Falta de empatia e consideração pelos sentimentos dos outros:

✔ Tem dificuldade de se colocar no lugar dos outros e entender suas emoções.

✔ Ignora ou invalida os sentimentos dos outros, fazendo-os sentir-se culpados ou errados.

✔ Usa os filhos para atender às próprias necessidades emocionais.

Necessidade de ser admirada e reconhecida como superior:

✔ Exige obediência inquestionável e fica facilmente irritada com qualquer discordância.

✔ Critica frequentemente os filhos, focando em humilhá-los ou diminuí-los.

✔ Tenta controlar a vida dos filhos e fazê-los viver de acordo com suas expectativas.

Inveja e ciúme dos outros, especialmente dos filhos:

✔ Pode menosprezar as conquistas dos filhos ou compará-los negativamente com outras pessoas.

✔ Sente ciúmes da atenção que os filhos recebem de outras pessoas.

✔ Tenta sabotar os relacionamentos dos filhos com outras pessoas.

✔ Manipula e faz chantagem emocional.

✔ Conta mentiras e distorce a realidade para se vitimizar.

✔ Nega qualquer responsabilidade por seus comportamentos.

✔ Cria uma "atmosfera familiar caótica", com altos e baixos emocionais imprevisíveis.

Assim, Larissa cresceu com a autoestima profundamente abalada e uma depressão crônica persistente. Apesar de ter tentado diversos tipos de medicamentos, ela não obteve melhora significativa.

Larissa também fazia terapia havia alguns anos e já havia identificado o comportamento narcisista de sua mãe. No entanto, encontrava dificuldades para se distanciar.

A mãe havia construído uma casa para Larissa ao lado da própria casa. Como a mãe "deu" a casa para a filha, tinha as chaves e se sentia confortável para entrar e sair a seu bel-prazer. Assim, não havia privacidade, e os relacionamentos amorosos não duravam muito, porque sempre havia interferência da mãe.

Larissa sofria muito com a depressão, o que afetava negativamente seu desempenho no trabalho e impedia que recebesse promoções. Embora seu salário fosse suficiente para seu sustento, não sobrava para outras despesas.

Os medicamentos não produziam o efeito desejado, portanto foi realizado um teste genético para determinar se ela tinha nascido com alguma mutação genética que pudesse interferir na eficácia das medicações em seu organismo. Realmente, ela tinha algumas mutações e a medicação foi trocada para uma que o teste apontou que seria bem recebida por seu organismo.

A VIDA É DIFÍCIL: ESCOLHA SEU DIFÍCIL!

Com a troca de medicação, Larissa melhorou cerca de 50%. Já não faltava mais tanto ao trabalho e começou a se relacionar com um rapaz. Porém, ainda faltavam os outros 50%.

Ela não conseguia se sentir feliz.

Por quê?

Porque existe remédio para ajudar o cérebro a se recuperar (e essa função o remédio estava cumprindo), mas não existe remédio comprado na farmácia para uma vida ruim. E a vida de Larissa, ao lado da mãe, era muito ruim. Ela já havia entendido isso anos atrás, na terapia, mas parecia difícil demais largar tudo e se mudar. Ali ela tinha casa própria, poucas despesas e a familiaridade com a casa, com o bairro.

Para se mudar, Larissa teria que brigar com a mãe, que obviamente não concordaria com a mudança, e teria que apertar o cinto, pois pagar aluguel consumiria grande parte de seu salário.

Estavam ali duas coisas difíceis: brigar com a mãe e abrir mão da casa própria, passando a pagar aluguel com recursos bem limitados.

Porém, a vida é difícil: escolha seu difícil!

Também é muito difícil (senão impossível) ser feliz em um ambiente adoecedor.

Eu sempre falo que tomar o remédio e continuar ingerindo o veneno é burrice.

Apoiada pelo psiquiatra e pelo psicólogo, Larissa resolveu que escolheria, entre as duas opções difíceis, a mudança.

Ela então saiu da casa presenteada pela mãe e foi dividir apartamento com desconhecidos.

Não foi fácil, mas aos poucos ela foi construindo um brilho de viver, foi gostando do trabalho, se tornou mais competente, por isso recebeu uma promoção que lhe permitiu morar sozinha.

O relacionamento dela evoluiu e, pela primeira vez, tinha um namoro firme.

Agora ela está bem, diz ter melhorado 90% da depressão.

Ainda tem algumas recaídas quando se encontra com a mãe, mas agora são só alguns momentos ruins. Não é mais uma vida ruim...

Quem nunca ouviu aquele ditado: "Você é a média das cinco pessoas com quem mais convive"? Essa ideia, difundida pelo escritor e palestrante norte-americano Jim Rohn, é a mais pura verdade. Vários estudos comprovam.

Um estudo realizado pelo médico e sociológo Nicholas Christakis sobre tabagismo também demonstra isso claramente. Em sua pesquisa ele observou que:

- Ter um amigo fumante aumenta em 61% nossa chance de começar a fumar.
- Se o amigo de um amigo fuma, a probabilidade de virarmos fumantes aumenta 29%.
- Agora, se o amigo do amigo de um amigo fuma, nossa chance de fumar ainda aumentaria em 11%.

Perceba que o comportamento à nossa volta impacta enormemente nosso próprio comportamento e por isso é tão importante escolher bem as pessoas do nosso convívio. O escritor Guimarães Rosa, mineiro como eu, dizia: "É junto dos bão que a gente fica mió".

Poucas coisas são tão contagiosas quanto o estado emocional. As pessoas à sua volta determinam como você age. Parece loucura, mas é verdade! Tanto no nível consciente quanto inconsciente, as pessoas do seu entorno determinam se você vai engordar ou emagrecer, se vai consumir mais ou menos bebida alcoólica, se vai reciclar lixo ou não.

Não se trata apenas de escolher ser igual a eles: o seu cérebro, no nível inconsciente, está captando os padrões das pessoas ao seu redor e colocando-os aí, no seu banco de dados, como parâmetro a seguir.

Isso se chama norma social. E seu comportamento semelhante ao das pessoas a sua volta se chama comportamento de grupo.

No seu cérebro existe o que chamamos de neurônio-espelho, que são neurônios envolvidos em aprender pela imitação, compreender a intenção dos outros e fazer a comunicação social adequada, como sorrir quando o outro sorri...

Alguns exemplos de como os neurônios-espelho podem funcionar:

- Quando você observa alguém pegar uma

maçã, os neurônios-espelho no seu cérebro disparam, ativando os músculos que você usaria para pegar uma maçã. Isso permite que você aprenda como pegar uma maçã sem ter de experimentar por si.

- Quando você vê alguém sorrir, os neurônios-espelho no seu cérebro disparam, fazendo com que você sinta vontade de sorrir também. Isso permite que você entenda que o sorriso é um sinal de felicidade ou alegria.
- Quando você vê alguém apontar para algo, os neurônios-espelho no seu cérebro disparam, permitindo que você entenda que a pessoa está apontando para algo. Isso permite que você se comunique com os outros sem usar palavras.

Assim, temos um grupo de neurônios no nosso cérebro especialmente dedicado a "imitar" quem está à nossa volta e isso é muito poderoso.

As pessoas que você coloca perto de você de algum modo vão determinar quem você será. Então escolha pessoas que você admira e com quem gostaria de se parecer.

Seja radical nesse ponto.

Pessoas que são o contrário do que você gostaria de ser devem ser cortadas da sua vida assim que possível e, se não for possível cortá-las, você deve se afastar ao máximo e conviver o mínimo com elas.

Aceite este fato: seu comportamento é resultado do contexto em que você vive, o que inclui os lugares que você frequenta e as pessoas com quem convive.

O processo de interferência do ambiente em nosso comportamento recebe o nome de modulação ambiental.

Claro que nem todas as pessoas são iguais e algumas são mais influenciáveis do que outras.

Os estudos mostram que isso tem a ver com questões genéticas associadas a questões de desenvolvimento do cérebro na infância.

Não pense que é necessariamente bom não ser influenciável. Ser influenciável pode ser bom se a influência é boa.

Então vamos começar com a seguinte reflexão: "Em que medida eu sou influenciável?". Pense nas suas principais relações e em como novas relações se estabelecem na sua vida.

RESPOSTA: ______________________________
____
____

- ❑ Muito
- ❑ Pouco
- ❑ Quase nada

Olhe para o ambiente à sua volta. Você está em um lugar legal?

Na maioria das vezes a vida nos leva à deriva e simplesmente seguimos o fluxo. Isso pode nos levar a lugares que realmente não têm nada a ver com a nossa essência. É impressionante como as pessoas se perdem no rio da vida.

Vejo todos os dias na clínica pessoas que gostam de uma vida pacata, tranquila, que sonhavam em ter jardim e horta no quintal de casa, que sonham em passear na praça, mas que moram em metrópoles, dentro de apartamentos onde eles se sentem encaixotados, simplesmente porque apareceu uma proposta de emprego numa cidade grande ou porque ouviram alguém dizer que, para ser bem-sucedido, é preciso trabalhar em grandes empresas. Infelizes e deprimidos, mas com a vida que os outros disseram que seria boa.

Entenda: você é livre.

Um adulto, com responsabilidades, com contas a pagar, mas um adulto livre que pode escolher construir sua saída de um lugar para outro.

Não estou dizendo que isso é fácil, pelo contrário. Toda mudança é difícil — principalmente uma mudança de ambiente.

Mas é possível.

Vamos então partir para um exercício que exige muita sinceridade.

Liste os comportamentos ou hábitos que você gostaria de ter na sua vida:

1. ______________________________
2. ______________________________
3. ______________________________

Liste comportamentos ou hábitos que você acha ruins para sua vida:

1. ______________________________
2. ______________________________
3. ______________________________

Liste as 5 pessoas com quem você mais convive atualmente:

1. ______________________________
2. ______________________________
3. ______________________________
4. ______________________________
5 ______________________________

Liste os melhores comportamentos dessas pessoas

1. ______________________________
2. ______________________________

3. ______________________________
4. ______________________________
5. ______________________________

Liste os piores comportamentos dessas pessoas

1. ______________________________
2. ______________________________
3. ______________________________
4. ______________________________
5. ______________________________

Faça uma reflexão aqui: as pessoas com quem você mais convive têm comportamentos, pensamentos e hábitos que você admira e gostaria de ter na sua vida?

Se sim, parabéns! Você soube escolher bem e elas vão te ajudar a ter os comportamentos e os hábitos que você admira.

Se não, talvez esteja na hora de você rever seus relacionamentos.

Mudar de ambiente pode ser uma das chaves da porta de saída da depressão.

Capítulo 9

OS PASSOS PARA VENCER A DEPRESSÃO

Quando se tem uma doença, o caminho de volta à saúde começa sempre com a medicação que vai te restabelecer.

Porém, esse primeiro passo deve sempre ser seguido de outros.

E aqui a sequência dos passos é:

1. Procure ajuda médica e inicie o tratamento.

2. Certifique-se de que seu corpo tem os nutrientes de que precisa para lutar essa guerra em busca da recuperação de sua saúde.

3. Estabeleça uma rotina com hábitos de vida que promovem saúde. Não adianta tomar o antídoto se você continua ingerindo o veneno.

4. Afaste-se de pessoas adoecedoras.

PASSO 1: PROCURANDO AJUDA MÉDICA E INICIANDO O TRATAMENTO

Para se tratar é necessário que você escolha um bom médico e que confie no processo. Isso não significa confiar sua vida ao médico: você tem plena responsabilidade por seu tratamento.

Você escolheu um médico e ele foi habilitado tecnicamente para ajudar você nas questões físicas da sua doença.

Ele vai te avaliar do ponto de vista biológico e psicológico, e definir o melhor caminho terapêutico para seu tratamento. E vai traçar um plano terapêutico baseado em todos os anos de estudos dele.

Esse plano tem um processo, uma trajetória que precisa ser seguida para que você tenha sucesso e se cure.

Você não ficou doente do dia para a noite, então não vai se curar de uma semana para outra. Essa é uma verdade dura de engolir, mas que precisa ser dita.

Conheço pessoas que estão doentes há meses ou anos e se frustram, largando o tratamento porque nos primeiros dias não tiveram a resposta esperada ou tiveram efeitos colaterais.

Entenda: essa é uma guerra!

Uma guerra sua contra sua própria mente e seu próprio cérebro. É preciso persistência para vencer.

Então esse é um processo que você vai enfrentar em parceria com seu médico. Por isso, confie que ele sabe o que está fazendo ou troque de médico.

Em última análise, porém, a responsabilidade pela cura é sua, então assuma uma postura ativa em seu tratamento. Sempre que tiver dúvidas, pergunte para o seu médico.

Eu amo quando os pacientes me questionam, pois isso me faz repensar o processo e sempre avançamos para um patamar mais alto.

Médico e paciente são um time com habilidades que se complementam. Seu médico sabe mais dos remédios e dos processos a serem enfrentados, mas você sabe mais dos efeitos dos remédios em seu organismo porque é você quem sente.

Mesmo eu, que me tratei de depressão a maior parte da minha vida e tomei todo tipo de remédio, não sei como o remédio age no SEU corpo, porque seu corpo é diferente do meu. Então só você sabe como o remédio está agindo aí dentro.

Existem duas vozes na sua cabeça: uma racional e consciente, que seria o "anjinho" te falando o melhor caminho, e uma inconsciente, que seria o "diabinho" te levando para a autossabotagem.

O anjinho precisa ser ouvido e ele vai te dizer como o remédio está agindo no seu corpo. Isso não significa trocar a medicação no primeiro desconforto. Nessa vida, tudo tem um preço — e a cura também.

Alguns efeitos colaterais podem ocorrer e isso é comum. No Capítulo 1, você fez uma lista com seus sintomas.

1. Retome a lista e circule aqui todos os seus sintomas. Em seguida, assinale se o remédio já surtiu efeito em cada um deles.

Humor deprimido
❑ sim ❑ não
Perda de Interesse/prazer
❑ sim ❑ não

Fadiga

❑ sim ❑ não

Concentração e atenção reduzidas

❑ sim ❑ não

Autoestima e autoconfiança reduzidas

❑ sim ❑ não

Ideias de culpa e inutilidade

❑ sim ❑ não

Visões desoladas e pessimistas do futuro

❑ sim ❑ não

Ideias ou atos autolesivos ou ideias de suicídio

❑ sim ❑ não

Alteração do sono e alteração do apetite

❑ sim ❑ não

2. Estou tendo algum efeito colateral com a medicação? Se sim, quais?

____

____

____

____

____

____

____

3. Esses efeitos colaterais são toleráveis? Anote os efeitos colaterais e escreva se são toleráveis ou não.

____

____

____

____

Com esses dados, você pode retornar ao seu médico e dar um feedback sobre o tratamento medicamentoso para então seguirem juntos nesse aspecto.

PASSO 2: CHECANDO OS NUTRIENTES E HORMÔNIOS

Você viu no Capítulo 5 e no Capítulo 6 quais as principais vitaminas e hormônios necessários para um bom funcionamento do seu cérebro.

Agora o exercício é muito simples.

Pegue seus últimos exames de sangue (se fez há muitos meses, peça ao médico que solicite exames novos) e anote aqui os resultados e se estão dentro da margem recomendada.

Vitamina B12: ideal entre 210 e 980 pg/ml
Minha dosagem:

____

Vitamina D: ideal entre 30 e 60 mg/ml
Minha dosagem:

____

Folato (ácido fólico): 4 a 12 mg/ml
Minha dosagem:

____

Vitamina A
Homens: 20 a 70 mcg/dl
Mulheres 15 a 60 mcg/dl
Minha dosagem:

____

Vitamina E:
Homens: 20 a 70 mcg/dl
Mulheres 15 a 60 mcg/dl
Minha dosagem:

____

Observe se você está nos níveis esperados e, se estiver fora dessa margem, comunique seu médico.

PASSO 3: ESTABELEÇA UMA ROTINA COM HÁBITOS DE VIDA QUE PROMOVEM SAÚDE (NÃO ADIANTA TOMAR O ANTÍDOTO SE VOCÊ CONTINUA INGERINDO O VENENO)

Como está sua alimentação? Você está nutrindo seu corpo ou só enchendo-o com calorias vazias?

EXERCÍCIO

Escreva aqui o que você comeu ontem. Liste todos os alimentos e veja se essa dieta está de acordo com o proposto pela dieta MIND no capítulo 5.

Se a sua dieta está muito longe do proposto pela dieta MIND, comece agora a mudança. Aproveite as opções de dieta aqui do livro e comece hoje mesmo.

Mas, Carlisa, hoje não, melhor começar na segunda que aí sigo a dieta direito.

Já disse: cuidado com metas inalcançáveis! Elas podem te levar à frustração e à desistência. Antes feito que perfeito (que nunca será feito).

Talvez o melhor caminho não seja escolher um dia D para fazer uma mudança radical. Muitas vezes é muito mais efetivo começar com o conceito de redução de danos.

Você vai aos poucos, fazendo substituições graduais. Em vez de comer três chocolates, um sanduíche e um refrigerante grande, comece retirando o refrigerante. Se ainda não consegue tirar, troque o grande pelo pequeno.

Você já reduziu os danos ao seu corpo, já fez uma escolha mais saudável.

Parabéns!

As transições graduais e as pequenas substituições costumam dar muito mais resultado do que aquelas dietas radicais que você só consegue manter por uma semana e depois volta à estaca zero.

O mesmo serve para exercícios físicos.

Trace uma meta realista (acho que podemos combinar que 20 minutos por dia de qualquer exercício é possível para todos, né?!) e comece hoje mesmo.

Pode ser a qualquer hora e em qualquer lugar. Pode ser agora.

PASSO 4: AFASTE-SE DE PESSOAS ADOECEDORAS E DE LUGARES ENTRISTECEDORES

No capítulo sobre como o ambiente influencia os nossos hábitos, discutimos bastante essa ideia, que é a mais pura verdade: somos a média das pessoas com quem mais convivemos!

É muito difícil remar contra a maré. Mais inteligente é mudar para um rio em que a correnteza te leva onde você quer ir.

Por isso, repense hoje mesmo suas companhias e o ambiente. Se chegar à conclusão de que está no lugar errado ou com as pessoas erradas, trace um plano de fuga.

PLANO DE FUGA

Para sair desse lugar eu preciso de:

- ________________________________
- ________________________________
- ________________________________
- ________________________________
- ________________________________
- ________________________________
- ________________________________

Para conseguir isso farei:

- ____________________
- ____________________
- ____________________
- ____________________
- ____________________
- ____________________

Preciso deixar de conviver com:

- ____________________
- ____________________
- ____________________
- ____________________
- ____________________

Para isso farei:

- ____________________
- ____________________
- ____________________
- ____________________
- ____________________

CONCLUSÃO

Como eu disse no início, minha ideia sempre foi escrever um livro leve — tanto quanto fosse possível diante da densidade das informações sobre o tema e da seriedade do assunto.

Durante meus anos (que já somam aí mais de uma década) atuando no campo da psiquiatria, fui percebendo que conhecimento sobre a própria doença é poder.

Poder para mudar, para corrigir a rota e para contribuir para o próprio tratamento. Isso é fundamental para o sucesso no combate à depressão.

Espero que você tenha extraído deste livro ideias que impactem sua vida.

Espero que, depois de ler este livro, você tome o poder sobre seu tratamento, entendendo que ele depende de você mais do que de qualquer outra pessoa ou de um medicamento.

Meu objetivo é que, tendo domínio desse conhecimento, você crie suas próprias regras de como lidar com sua depressão e aja para atingir o bem-estar.

Este livro foi composto pelas fontes Cheap Pine Sans
e DIN 2014 e impresso pela Gráfica Viena em maio de 2024.
O papel de miolo é o Ivory Bolk e o de capa
é o Cartão Supremo.